1er CAMP DE BOULOGNE

(1803-1805)

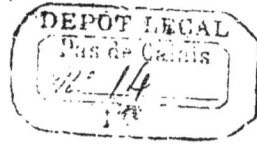

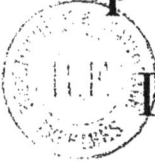

L'Hôpital Militaire ambulant

DE MARQUISE

Du 1er Vendémiaire an XII au 30 Fructidor an XIII

(24 Septembre 1803   17 Septembre 1805)

PAR

Le Docteur Emile DUTERTRE

Médecin-major de 1re classe de l'Armée territoriale
Médecin en chef de l'hôpital de Boulogne-sur-Mer
Président de la Société Académique de Boulogne
Membre correspondant national de la Société de Médecine de Paris, etc.

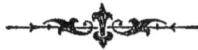

BOULOGNE-SUR-MER

IMPRIMERIE G. HAMAIN

83, RUE FAIDHERBE

1911

1er CAMP DE BOULOGNE

(1803-1805)

L'Hôpital Militaire ambulant

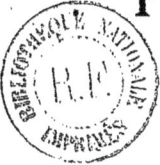

DE MARQUISE

Du 1er Vendémiaire an XII au 30 Fructidor an XIII

(24 Septembre 1803   17 Septembre 1805)

PAR

Le Docteur Emile DUTERTRE

Médecin-major de 1re classe de l'armée territoriale
Médecin en chef de l'hôpital de Boulogne-sur-Mer
Président de la Société Académique de Boulogne
Membre correspondant national de la Société de Médecine de Paris, etc.

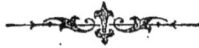

BOULOGNE-SUR-MER

IMPRIMERIE G. HAMAIN

83, RUE FAIDHERBE

—

1911

L'Hôpital militaire ambulant de Marquise

Outre les documents sur la compagnie des canonniers boulonnais à l'armée du Nord et à l'armée de
Sambre-et-Meuse et les documents sur les corsaires
boulonnais de la République et de l'Empire que j'ai
publiés dans « Parchemins et vieux papiers du pays
boulonnais », je possède quelques documents sur le
camp de Boulogne et sur l'hôpital militaire ambulant
de Marquise. Ces documents doivent provenir de la
succession de M. Emmery, commissaire-adjoint des
guerres, qui fut chargé de la police de l'hôpital militaire
de Marquise, car ils lui ont été, à ce titre, adressés à
Ambleteuse et à Raventhun.

Lorsque le 12 messidor an XI (1ᵉʳ juillet 1803) Bonaparte quitta Boulogne pour Calais, le Premier Consul
donna ses instructions pour la création du camp de
Boulogne et de la flottille. Les travaux commencèrent
aussitôt et bientôt les régiments réunis entre l'Escaut
et la Seine se rapprochèrent de Boulogne. Le 4ᵉ corps,
commandé par le général Soult, arriva le premier,
suivi des autres corps. Les soldats campèrent dans les
terrains incultes le long des falaises. Entre la Tour-
d'Odre et Ambleteuse se forma le camp de droite ;
entre Capécure et Equihen le camp de gauche. Le
camp de gauche fut occupé par la 2ᵉ division, quartier
général à Outreau ; le camp de droite par la 1ʳᵉ division,

quartier général à Wicardenne, la 4ᵉ division, quartier
général à Wimereux et la 3ᵉ division, quartier général
à Ambleteuse. Il y eut en plus une division de cavalerie, de l'artillerie et du génie (sapeurs et mineurs).

Bonaparte voulait réunir dans les quatre ports
d'Etaples, Boulogne, Wimereux et Ambleteuse les
2.300 bâtiments et les 160.000 soldats, sans compter
environ 30.000 marins qui devaient constituer l'armée
d'invasion de l'Angleterre.

Boulogne avait, à cette époque, une population
d'environ 11.000 habitants : le seul hôpital de la ville
était l'hôpital Saint-Louis. Il était évident que cet
hôpital allait devenir absolument insuffisant pour une
augmentation de près de 200.000 hommes.

Aussi dut-on immédiatement penser à augmenter
les ressources hospitalières. La sénéchaussée et l'ancien
petit-séminaire ainsi que deux grandes maisons de la
haute-ville furent transformés en hôpitaux (*Histoire*
de Boulogne, par d'Hauttefeuille).

Cela pouvait suffire, à la rigueur, pour les corps au
centre de Boulogne, à Outreau et même à Wimereux,
mais la 3ᵉ division qui se trouvait à Ambleteuse était
bien loin de Boulogne et, de plus, il n'y avait pas
encore de voie de communication facile entre Ambleteuse et Boulogne. L'on dut, par suite, songer à créer
plus près d'Ambleteuse un hôpital d'urgence et on
décida de l'installer à Marquise.

Location du presbytère de Marquise. — En consé-
quence Arcambal, commissaire ordonnateur en chef
de l'armée des côtes, assisté de Esnaux, directeur du
service des hôpitaux et Géant, chargé de la police
supérieure des hôpitaux, se transportèrent à Marquise
pour louer l'ancien presbytère de Marquise.

Cette maison qui appartenait à M. Halgout aîné, maire de Marquise, était louée au sieur Pierre Grandel jusqu'au 1er germinal an XIII (22 mars 1805). Le 1er vendémiaire an XII (24 septembre 1803) M. Grandel cédait les dix-huit mois de bail qu'il avait encore moyennant 400 francs par an. Mais Halgout s'était réservé dans la location Grandel une grange et un grenier. L'hôpital de Marquise devenant insuffisant, le 2 thermidor de l'an XII (21 juillet 1804) le sieur Halgout céda au gouvernement moyennant 400 francs par an, cette grange et ce grenier qu'il s'était réservés.

Le bail du sieur Grandel expirant le 1er germinal an XIII (22 mars 1805), le sieur Halgout se réservait le droit de continuer la location au gouvernement, représenté par l'administrateur du camp de Saint-Omer.

Cet ancien presbytère se composait : au rez-de-chsussée, d'une grande salle avec un cabinet à côté et une autre petite salle ; au premier, une grande chambre, trois cabinets, au-dessus deux greniers.

Au fond de la cour une petite cuisine avec cave et grenier au-dessus, et enfin une grange.

Tout cela ne constituait pas un hôpital idéal, étant donné qu'il y eût parfois près de 150 malades ou blessés, plus une vingtaine d'infirmiers ou servants. Il est difficile de se figurer où l'on pouvait loger tout ce monde.

L'hôpital militaire ambulant de Marquise fut placé sous les ordres de M. Emmery (1), commissaire-adjoint des guerres, mais au-dessus de lui se trouvait M. Ducaudoir, commissaire des guerres, chargé des subsis-

---

(1) Son cachet portait comme légende : Emmery, commissaire des guerres, et au centre l'aigle impérial, ailes éployées, ayant des foudres entre ses griffes et la couronne au-dessus de la tête.

tances, équipages militaires, approvisionnements, etc., et M. Poulgoët, son adjoint.

Au camp de Boulogne M. Odier était chargé de la police particulière des hôpitaux.

Il y avait de plus à Boulogne un dépôt de convalescents sous les ordres de M. Vernet.

L'hôpital militaire ambulant de Marquise fut donné en régie au sieur Maës, par suite de son marché en date du 30 fructidor an XII (17 septembre 1804). Il y plaça comme économe M. Clapsien, puis en thermidor an XII (août 1805) M. Clairbout. Le commis aux entrées s'appelait M. Lamarque.

M. Maës recevait une somme fixe par soldat et par officier, il devait fournir tout le nécessaire, sauf les médicaments qu'il devait recevoir du magasin de Saint-Omer et qu'il devait payer, et la viande dont la fourniture devait être faite toujours aux frais du sieur Maës par l'entreprise Delannoy.

Ainsi, en thermidor an XII, le sieur Maës eut à payer deux factures de médicaments expédiés de Saint-Omer le 18 prairial et le 13 thermidor, montant à 156 fr. 80 et 1.592 kil. 50 gr. de viande au prix réglé de 1 fr. 09 1/3 le kilo, s'élevant à 1.741 fr. 13 c. 1/3.

Le mois suivant une facture de médicaments expédiés toujours de Saint-Omer s'élevait à 224 fr. 15 et 947 kil. 750 gr. de viande coûtaient à l'entreprise Maës 1.036 fr. 20 c. 3/4.

Prix de la journée d'hôpital. — En échange que recevait M. Maës ? Il recevait 1 fr. 50 par journée de soldat et 2 fr. 25 par journée d'officier. Mais à partir du 19 thermidor an XIII (7 août 1805) son Excellence le Ministre, directeur de l'administration de la guerre, décida qu'à partir du 8 thermidor (27 juillet) l'indem-

nité pour soldat et officier serait augmentée de 0 fr. 05
par suite du remplacement des employés faisant partie
du cadre de l'armée des côtes. Cela faisait 1 fr. 55 par
journée de soldat et 2 fr. 30 par journée d'officier.
L'on payait de plus 0 fr. 30 par sortie d'hôpital et
2 francs par sépulture.

Retenue sur la solde. — Le gouvernement ne payait
pas entièrement ces prix de 1 fr. 55 et 2 fr. 30. L'on
effectuait, en effet, une retenue sur la solde des
malades et des blessés en traitement dans les hôpitaux.
Cette retenue variait suivant la solde. La retenue était
de 2 francs pour un capitaine, 1 fr. 50 pour un lieutenant
et 1 fr. 25 pour un sous-lieutenant.

Sous-officiers et soldats. — Elle était de 1 fr. 50
pour le domestique du maréchal Davoust et de 1 franc
pour les boulangers et bouchers du service des vivres.

Pour les gendarmes 0 fr. 90.

Maréchal-des-logis de chasseurs à cheval 0 fr. 62.

Sergent-major de carabinier 0 fr. 56.

Sergent-major de fusiliers et tambour-major 0 fr. 53.

Sergent de voltigeurs 0 fr. 48.

Caporal de sapeurs d'avant-garde 0 fr. 46.

Sergent et fourrier de fusiliers et trompette de
chasseurs à cheval 0 fr. 41.

Caporal tambour 0 fr. 39, ouvrier d'artillerie 0 fr. 38,
musicien 0 fr. 36.

Artillerie à cheval, 1er canonnier 0 fr. 37, 2e canonnier 0 fr. 31.

Compagnie de mineurs, 1er mineur 0 fr. 34, 2e mineur
0 fr. 32.

Caporal de voltigeurs, de grenadiers, de chasseurs,
de carabiniers, soldat du train d'artillerie 0 fr. 33,
infirmier major 0 fr. 33 1/3.

Maitre ouvrier de sapeur, apprenti ouvrier d'artillerie, pontonnier 0 fr. 32.

1er canonnier (artillerie à pied), sapeur d'avant-garde, caporal fusilier 0 fr. 30.

2e canonnier et tambour (artillerie à pied) 0 fr. 24.

Carabiniers, chasseurs, infanterie légère, grenadiers, voltigeurs, tambour de grenadiers 0 fr. 23.

Hussards et chasseurs à cheval 0 fr. 22.

Chasseurs (ligne), fusiliers, tambour de fusiliers, chasseurs corses, canonniers garde-côtes 0 fr. 20.

Les marins bataves étaient admis sous des conditions spéciales.

Quelles étaient les troupes qui envoyaient des malades et des blessés à l'hôpital de Marquise ? — La 1re division était formée du 10e régiment d'infanterie légère et des 14e, 36e, 43e, 55e régiments de ligne.

La 2e division, du 24e régiment d'infanterie légère et des 4e, 28e, 46e, 57e régiments de ligne et du bataillon du Pô.

La 3e division d'Ambleteuse, du 26e régiment d'infanterie légère et des 3e, 19e, 22e, 72e et 75e régiments de ligne.

La 4e division à Wimereux, du 17e régiment d'infanterie légère et des 4e, 34e, 64e et 88e régiments de ligne.

Il y avait de plus une division de cavalerie à Boulogne, de l'artillerie, les 2e et 5e régiments de génie, et les 5e, 6e et 9e compagnies de mineurs.

Si l'on consulte les listes des journées de l'hôpital de Marquise, de thermidor et fructidor an XIII, l'on constate la présence à l'hôpital de Marquise de soldats des régiments suivants :

Régiments d'infanterie légère, 4e, 12e, 13e, 21e, 26e, 28e, 31e.

Régiments d'infanterie de ligne, 12e, 17e, 19e, 20e, 21e, 22e, 25e, 30e, 33e, 39e, 43e, 48e, 50e, 51e, 61e, 64e, 75e, 79e, 88e.

Bataillon d'élite ou de grenadiers de réserve tirés des régiments suivants :

De l'infanterie légère, 1er, 2e, 3e, 12e, 15e, 28e, 31e.

De l'infanterie de ligne, 9e, 12e, 13e, 15e, 58e.

1er bataillon de grenadiers de l'avant-garde.

8e régiment de chasseurs corses.

Cavalerie, hussards 7e régiment, chasseurs à cheval 1er régiment.

Artillerie à cheval, 2e et 5e régiments.

Artillerie à pied, 5e, 6e et 7e régiments.

2e et 5e bataillons des sapeurs, 2e bataillon des sapeurs d'avant-garde, 1er et 3e bataillons du train d'artillerie, un bataillon de pontonniers, 7e compagnie d'ouvriers d'artillerie, 8e compagnie des mineurs, canonniers garde-côtes et marine batave.

Dépôt d'infirmiers pour l'expédition, service des vivres et administration des vivres (viandes).

L'hôpital de Marquise n'était donc pas réservé seulement à la division d'Ambleteuse et même à celle de Wimereux. Elle recevait d'urgence tous les militaires malades ou blessés des environs de Marquise.

Nombre des malades. — En thermidor l'hôpital de Marquise reçut 786 malades qui y furent soignés par 19 infirmiers ou servants. Il en résulta pour l'hôpital 3.836 journées de malades et 5 décès.

En fructidor l'hôpital reçoit de 30 à 40 malades par jour, il en sort de 1 à 7 par guérison chaque jour, mais une trentaine sont évacués aussi chaque jour. Il reste en moyenne de 120 à 140 malades ou blessés chaque soir à l'hôpital.

Le 6 fructidor le camp est levé. Je possède une médaille de Napoléon Ier dans ma collection, qui porte à l'exergue : Levée du camp de Boulogne XXIV août 1805, passage du Rhin le XXV septembre 1805 : Le 8 fructidor la division de Wimereux se mettait en marche pour Strasbourg. La levée du camp de Boulogne n'eut pas un effet immédiat sur l'hôpital de Marquise. Ce n'est que le 14 fructidor que par suite d'évacuations nombreuses, le chiffre des malades tombe à 40. Le 26 fructidor il ne reste plus que trois malades qui sont évacués le 30 fructidor. L'hôpital militaire ambulant de Marquise avait vécu.

Quelles furent les maladies et les blessures soignées à l'hôpital de Marquise ? — L'hôpital de Marquise ne recevait que les cas urgents, il renvoyait aussitôt les hommes guéris, simples écloppés, et évacuait, dès qu'ils le pouvaient, pour éviter l'encombrement, tous les malades susceptibles d'être évacués. Il ne conservait pendant un certain temps que les malades trop malades pour subir les fatigues de l'évacuation, cette évacuation ne pouvant se faire que par voie de terre.

Il est probable qu'il reçut beaucoup de typhiques. Le seul diagnostic que j'aie pu recueillir sur un bulletin de décès concerne un chasseur nommé Terrasse, de la Haute-Saône, qui, entré le 1er fructidor, décéda cinq jours après. Son bulletin porte fièvre putride. Or, d'après Kelsch, on rangeait la fièvre typhoïde sous cette dénomination.

Notre ami, M. le docteur Dubos, de Marquise, a bien voulu rechercher dans les actes de l'état-civil de Marquise tous les décès survenus à l'hôpital militaire de Marquise. Il en a relevé 55, ce qui, avec la liste des 9 que je possède pour fructidor, porte à 64 les décès de l'hôpital de Marquise. Malheureusement l'écriture était si mauvaise qu'il n'a pu déchiffrer tous les noms.

De thermidor an XII à ventôse an XIII douze soldats du 22e régiment sont décédés, puis en quelques jours cinq décès surviennent pour le 75e régiment de ligne. La blanchisseuse du 26e d'infanterie meurt à l'hôpital. Au même moment meurt aussi à l'hôpital un infirmier de cet hôpital. Il est probable qu'il existait une épidémie de fièvre typhoïde.

D'ailleurs, de juillet 1806 à août 1807, Boulogne eut à subir une épidémie épouvantable de fièvre putride qui malgré le dévouement du docteur Butor enleva près d'un dixième de la population.

Il n'y eut pas de vénériens ni de galeux à l'hôpital de Marquise. Ces malades pouvant se rendre à Boulogne ou à Calais n'y furent pas admis faute de place.

Il y eut peu de blessés. Le bombardement par les Anglais des côtes du Boulonnais ne fut guère efficace. Le 28 thermidor an XII (16 août 1803) une bombe anglaise détruisit la maison du sieur Cary. Plus tard une autre bombe tomba dans la cour de la maison de ma grand'mère maternelle, rue de Boston. L'explosion détruisit les vitres et la vaisselle (je possède un morceau de cette bombe et une sous-tasse de chine qui fut recollée après avoir été brisée en un certain nombre de morceaux), il n'y eut pas de blessés. Le 5 vendémiaire une partie de la 46e demi-brigade (22e régiment de ligne) vint par mer de Calais, elle fut attaquée par les Anglais, mais une compagnie du 75e de ligne vint avec les caïques à leur secours, il y eut un caporal et un soldat tués.

Les blessés peu nombreux de l'hôpital de Wimereux provinrent plutôt d'accidents de travail, car il y eut de grands travaux effectués, par exemple 14.387 toises cubes furent extraites en vingt jours par la 3e division dans le port d'Ambleteuse, et la canonnade des Anglais sur les travailleurs n'eut guère d'effet.

Dans tous les papiers que j'ai pu examiner je n'ai trouvé aucun nom des médecins militaires ou civils qui furent appelés à donner leurs soins aux malades de l'hôpital de Marquise. Des recherches dans les archives du ministère de la guerre permettraient, sans doute, de compléter et d'augmenter notre petit travail.

DOCUMENTS

Vendémiaire an XII (24 septembre 1803)

HOPITAL DE MARQUISE

BAIL DU PRESBITÈRE DE MARQUISE

L'an douze de la république française et le premier vendémiaire, en vertu des ordres de Monsieur Arcambal, commissaire ordonnateur en chef de l'armée des côtes, je soussigné Pierre Grandel, demeurant à Marquise, reconnais avoir cédé et cède par ces présentes au gouvernement les droits et actions que j'ai sur la partie cy après désignée de la maison dite presbitère de Marquise dont je suis locataire par bail passé avec le sieur Halgout aîné, le dix-neuf ventose an x (10 mars 1802).

La dite cession consiste : 1° en bas en une grande salle, un cabinet à côté et une autre petite salle ; 2° en haut en une grande chambre, trois cabinets et les deux petits greniers au-dessus du petit batiment ; 3° en une cuisine au fond de la cour, le grenier au-dessus excepté ; 4° en une cave au-dessous de la dite cuisine au bout de laquelle cave je me réserve un arrière coin qui est proche le soupirail, lequel endroit je ferai séparer du reste de la cave ; 5° enfin le libre passage dans la grande cour, desquelles places le gouvernement entrera en jouissance dès ce jour jusqu'au premier germinal an treize (22 mars 1805), époque de l'expiration de mon bail, à la charge de payer à la fin de chaque trimestre la somme de cent francs et de faire faire aux places susdites les réparations locatives d'usage.

Fait quadruple à Marquise l'an et jour que dessus.

GRANDEL.

Pour acceptation des clauses du présent bail sur l'approbation du citoyen commissaire chargé de la police supérieure des hôpitaux militaires.

L'agent principal des hôpitaux militaires,

ESNAU.

HOPITAL DE MARQUISE

BAIL

Je soussigné Jean Halgoult, propriétaire de la maison et
dépendances à Marquise occupée par le sieur Grandel dont
l'administrateur du camp de Saint-Omer a pris possession
le premier vendémiaire dernier pour en faire un hôpital
militaire, déclare fixer à la somme de quatre cents francs
par an, franche et quitte de toute contribution, mon
indemnité de la grange et du grenier que je m'étais réservés
par le bail au sieur Grandel et qui fait partie de la dite
maison. Ladite indemnité revenante à six cents francs pour
les dix-huit mois qui restaient à parfaire de ce bail, à
compter du premier vendémiaire dernier jusqu'au premier
germinal prochain et, à compter de ce dernier jour, la
totalité de l'indemnité, tant des dites réserves que de la
maison, à raison de ma non jouissance que de la nature de
l'emploi, tournerait à mon profit. Ce qui a été passé entre
monsieur Esnaux, directeur du service des hôpitaux,
stipulant pour le gouvernement et nous propriétaire.

Fait triple à Boulogne, le deux thermidor an douze.

Signé : Esnaux et Halgoult.

Plus bas est écrit : pour conforme, le commissaire chargé
de la police supérieure des hôpitaux,

Signé : Géant et Halgouth.

4ᵉ trimestre an XII

HOPITAL DE MARQUISE

Etat de ce qui est du à Pierre Grandel pour la location de la maison servant d'hôpital à Marquise, à raison de quatre cents francs par an suivant le bail dont copie est cy-jointe.

Il est du à Pierre Grandel pour la dite location pendant le quatrième trimestre de l'an douze la somme de cent francs, cy . . . . 100 fr.

Certifié véritable à Marquise, le premier nivose an quatorze.

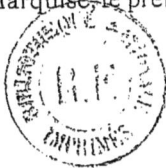

GRANDEL.

DÉPARTEMENT DU PAS-DE-CALAIS

ᵐᵉ DIVISION MILITAIRE

HOPITAL de MARQUISE

de .... à .... malades

Mois de thermidor de l'an 13 de la
république française une et indivisible

HOPITAUX MILITAIRES

Extrait de l'état des journées des soldats des différentes armes qui restaient le dernier de *messidor* de l'an XIII de la république française, une et indivisible, à l'hôpital *militaire de Marquise*, de ceux qui y sont entrés malades ou blessés pendant le mois de *thermidor* de l'an XIII, de ceux qui en sont sortis, de ceux qui y sont morts et de ceux qui restent le 1ᵉʳ du mois *fructidor*, au matin.

RÉCAPITULATION

NOMS ET NUMÉROS DES CORPS	NOMBRE ET QUALITÉS des MALADES, BLESSÉS, ETC.	Malades	Blessés	Vénériens	Galeux	d'officiers ou traités comme tels	de soldats ou traités comme tels	Prix de la retenue	par grade	par corps
17ᵉ Régiment de ligne	6 grenadiers	7	11				18	0 23	4 14	
	1 lieutenant de fusiliers	2				2		1 50	3 »	
	3 sergents de fusiliers	29					29	» 41	11 89	
	1 caporal de fusiliers	2					2	» 80	» 60	65 69
	59 fusiliers	190	28				218	» 20	43 60	
	3 tambours de fusiliers	7					7	» 20	1 40	
	1 tambour-major		2				2	» 53	1 06	
21ᵉ id.	19 fusiliers	35	15				50	» 20		10 »
22ᵉ id.	2 fusiliers	60					60	» 20		12 »
25ᵉ id.	4 fusiliers	8					8	» 20		1 60
30ᵉ id.	6 grenadiers	17	11				28	» 23	6 44	
	1 tambour de fusiliers		3				3	» 23	1 69	
	1 sergent de fusiliers	4					4	» 41	1 64	
	3 caporaux	25					25	» 30	7 50	91 77
	67 fusiliers	322	48				370	» 20	74 »	
	2 tambours de fusiliers	2	2				4	» 20	» 80	
	1 musicien	2					2	» 36	» 72	
38ᵉ id.	2 grenadiers	4					4	» 23	» 92	
	1 sergent de fusiliers	2					2	» 41	» 82	
	28 fusiliers	131	11				142	» 20	28 40	30 54
	1 tambour de fusiliers	2					2	» 20	» 40	
39ᵉ id.	1 fusilier	20					20	» 20		4 »
48ᵉ id.	1 fusilier	2					2	» 20		» 40
48ᵉ id.	10 grenadiers	47	2				49	» 23	11 27	
	2 lieutenants de fusiliers	13				13		1 50	19 50	
	1 sous-lieutenant de fusiliers	5				5		1 25	6 25	
	1 sergent de fusiliers		5				5	» 41	2 05	62 97
	2 caporaux de fusiliers	5					5	» 30	1 50	
	42 fusiliers	78	26				104	» 20	20 80	
	2 tambours de fusiliers	8					8	» 20	1 60	
51ᵉ id.	2 grenadiers	4					4	» 23	» 92	
	1 sergent-major de fusiliers	15					15	» 53	7 95	
	1 sergent de fusiliers	7					7	» 41	2 87	56 27
	5 caporaux de fusiliers	13					13	» 30	3 90	
	35 fusiliers	142	31				173	» 20	34 60	
	1 tambour de fusiliers	30					30	» 20	6 »	
	2 caporaux de grenadiers	18					18	» 33	5 94	
61ᵉ id.	9 grenadiers	38					38	» 23	8 74	
	2 sergents de fusiliers	1	2				3	» 41	1 23	
	1 fourrier de fusiliers	4					4	» 41	1 64	96 05
	5 caporaux de fusiliers	23	12				35	» 30	10 50	
	66 fusiliers	311	17				328	» 20	65 60	
	4 tambours	6	6				12	» 20	2 40	
72ᵉ id.	4 fusiliers	7	3				10	» 20		2 »
100ᵉ id.	4 fusiliers	8					8	» 20	1 60	2 »
	1 tambour de fusiliers		2				2	» 20	» 40	
	3 grenadiers	15					15	» 23	3 45	
108ᵉ id.	1 sergent de fusiliers	1					1	» 41	» 41	
	1 caporal de fusiliers		6				6	» 30	1 80	35 02
	18 fusiliers	115					115	» 20	23 »	
	1 tambour-major	12					12	» 53	6 36	
	1 caporal de grenadiers	2					2	» 53	» 66	
111ᵉ id.	4 grenadiers	7	6				13	» 28	2 99	
	1 lieutenant de fusiliers	4				4		1 50	6 »	30 75
	1 caporal de fusiliers		3				3	» 80	» 90	
	40 fusiliers	80	21				101	» 20	20 20	
4ᵉ Régt d'infanterie légère	1 carabinier	2					2	» 23	» 46	2 86
12ᵉ id.	3 chasseurs	6	6				12	» 20	2 40	
	2 chasseurs	1	2				3	» 20	» 60	» 60
	1 sergent-major de carabiniers	8					8	» 56	4 48	
13ᵉ id.	1 caporal de voltigeurs		1				1	» 33	» 33	
	5 carabiniers	7	17				24	» 23	5 52	38 15
	6 voltigeurs	14					14	» 23	3 22	
	29 chasseurs	90	2				92	» 20	18 40	
	2 tambours de fusiliers	2	4				6	» 20	1 20	

NOMS ET NUMÉROS DES CORPS	NOMBRE ET QUALITÉS des MALADES, BLESSÉS, ETC.	Malades	Blessés	Vénériens	Galeux	d'officiers ou traités comme tels	de soldats ou traités comme tels	Prix de la retenue	par grade	par corps
		Nombre de journées de				Total des journées			Montant de la retenue à exercer	
	1 lieutenant de voltigeurs	3				3		1 50	4 50	
	5 voltigeurs	25					25	» 23	5 75	
21e Régt d'infanterie légère	1 sergent de fusiliers	2					2	» 41	» 82	22 07
	9 chasseurs.	44	2				46	» 20	9 20	
	1 musicien	5					5	» 36	1 80	
26e id.	1 carabinier	10					10	» 23	2 30	4 70
	1 caporal de fusiliers . . .	8					8	» 30	2 40	
	1 caporal de grenadiers . . .	11					11	» 33	3 63	
1er Bat. des grenadiers de la réserve tiré du 13e de ligne	2 grenadiers	1	1				2	» 23	» 46	8 23
	1 chasseur	13					13	» 23	2 99	
	2 tambours.	5					5	» 23	1 15	
2e Bat. id.	1 grenadier	3					3	» 23	» 69	2 53
	2 chasseurs	8					8	» 23	1 84	
	1 grenadier.	4					4	» 23	» 92	
1er Bat. tiré du 9e de ligne	4 chasseurs	6	7				13	» 23	2 99	5 66
	1 tambour	5					5	» 23	1 15	
	3 grenadiers	8					8	» 23	1 84	
2e Bat. tiré du 58e de ligne	1 caporal de chasseurs	1					1	» 33	» 33	4 01
	3 chasseurs.		8				8	» 23	1 84	
3e Bat. tiré du 9e de ligne	1 chasseur	2					2	» 23	» 46	
4e Bat. tiré du 58e de ligne	18 grenadiers et chasseurs	14	31				45	» 23	10 35	
	1 sous-lieutenant.		3			3		1 25	3 75	14 97
5e Bat. tiré du 2e léger	1 caporal de carabiniers		2				2	» 33	» 66	
	14 carabiniers et chasseurs.	30	16				46	» 23	10 58	
6e Bat. tiré du 3e léger	14 grenadiers, carabiniers et chasseurs.	29	11				40	» 23	9 20	10 12
	1 tambour		4				4	» 23	» 92	
Bat. tiré du 12e léger	3 carabiniers	6					6	» 23	1 38	
10e Bat. tiré du 15e léger	1 carabinier	2					2	» 23	» 46	
11e Bat. tiré du 28e léger	5 grenadiers et chasseurs	12	6				18	» 23	4 14	
Bat. d'élite tiré du 9e de ligne	1 chasseur	2					2	» 23	» 46	
id. tiré du 12e id.	9 grenadiers et chasseurs	25	2				27	» 23	6 21	
id. tiré du 15e id.	1 caporal de carabiniers	1					1	» 33	» 33	15 05
	27 grenadiers et chasseurs , . . .	49	15				64	» 23	14 72	
id. tiré du 31e id.	17 grenadiers et carabiniers . . .	23	14				37	» 23	8 51	8 97
	1 tambour	2					2	» 23	» 46	
1er Bat. des grenadiers de l'av.-garde	1 grenadier	1					1	» 23	» 23	
id. tiré du 13e de ligne	2 grenadiers	4					4	» 23	» 92	
8e Rgt de chasseurs corses	1 chasseur	1					1	» 20	» 20	
7e Régiment de hussards	3 hussards	5					5	» 22	1 10	
1er Rgt de chasseurs à cheval	2 chasseurs	3					3	» 22	» 66	2 96
	1 trompette	5					5	» 46	2 30	
2e Rgt artillerie à cheval	1 1er canonnier	1					1	» 37	» 37.	1 61
	2 2e canonnier.		4				4	» 31	1 24	
5e Rgt artillerie à pied	2 1er canonnier	2	28				30	» 30	9 »	
	1 1er canonnier	2					2	» 30	» 60	
7e Rgt id.	10 2e canonnier.	16	46				56	» 24	13 44	14 52
	1 tambour		2				2	» 24	» 48	
8e Compagnie de musiciens	1 1er musicien	2					2	» 34	» 68	4 20
	2 2e musicien	3	8				11	» 32	2 52	
Canonniers gardes id.	1 canonnier	30					30	» 20	6 »	
7e Cie d'ouvriers d'artillerie	1 ouvrier	3					3	» 38	1 14	
1er Bat. (bis) du train d'artill.	2 soldats	4	9				13	» 33	4 29	
3e Bat. (bis) id.	1 soldat		5				5	» 33	1 65	
Dépôt d'infirm. pr l'expédit.	1 infirmier major.	13					13	» 33 1/3	4 53	
Service des vivres (pain)	1 boulanger	7					7	1 »	7 »	
Vivres (viande) 2e Division	1 boucher	1					1	1 »	1 »	
Domest. de M. le Mal Davoust	1 domestique	12					12	1 50	18 »	
Flotille Batave	34 marins	192	160				351	pour	mémoire	
	767 malades.	2658	713			30	3341			785 f. »
	786 hommes.		3371				3371			
	Journées de 19 infirmiers et services en santé nommés.						465			
	Total des journées et du montant des retenues . . .						3836			

Restant au dernier du mois de messidor de l'an 13 de la république française		MALADES OU BLESSÉS entrés pendant le mois thermidor de l'an 13 de la république française				SORTIS pendant ledit mois thermidor de l'an 13				Morts pendant ledit mois de thermidor an 13		Restant au dernier dudit mois de thermidor de l'an 13 au soir	
Officiers ou traités comme tels	Soldats ou traités comme tels	Par billet		Par évacuation		Par billet		Par évacuation		Officiers ou traités comme tels	Soldats ou traités comme tels	Officiers ou traités comme tels	Soldats ou traités comme tels
		Officiers etc.	Soldats etc.	Officiers etc.	Soldats etc.								
	88	7	672			8	74	4	576		5		105
88		679				77		580			5		105
			679				657						

Je soussigné, Économe de l'hôpital *militaire de Marquise*, certifie le présent extrait véritable et conforme au registre tenu par ledit Hôpital.

Fait à *Marquise* le *12 fructidor an 13*.

RÉSULTAT :

CLAIRBOUT.

JOURNÉES
d'officiers — de l'armée . . . . . 30 } 30 2 à 2,25 = 4,50 } 68,90
et marins . . . . . » 28 à 2,30 = 64,40
de soldats — soldats . . . . . 2989 } 3341 815 à 1,50 = 1222,50 } 5137,80
de marins . . . . . 352 2526 à 1,55 = 3915,30
et pour employés en santé . . . . . . 465 { 98 à 1,50 = 147 » } 715,85
367 à 1,55 = 568,85

Total et montant des journées 3836. 5922,55

Sorties après guérison . . . { militaires . . . . . 67 } 77 à 0,30 23,10
marins 10
Sépultures . . . . { militaires . . . . . 3 } 5 à 2 » 10 »
marins 2

Total des sorties, sépultures et journées. 5955,65

A DÉDUIRE : 1° Le montant des feuilles de retenues sur les militaires. . . . . . . 735 »
2° Pour médicaments reçus du magasin de St-Omer suivant 2 factures du 18 prairial et 13 thermidor. 156,80
3° Pour 1592 fr. 50 de viande à 1 fr. 09 1/3 l'un livrée pendant le mois par le sieur Delannoy . . . 1741,13 1/3

Montant des déductions. 2632,93 1/3
Reste net à payer par le département de la guerre. 3322,71 2/3

Vu et vérifié par nous, commissaire des guerres chargé de la police de l'hôpital militaire de Marquise, le présent état de journées pour le mois de thermidor de l'an 13 : 1° à la quantité de trois mille huit cent trente-six journées de militaires malades et d'infirmiers ou servants nourris en santé.

SAVOIR :

1º Huit cent quinze journée du premier au sept inclu, à un franc cinquante centimes l'une dont deux d'officier pour lesquelles il faut ajouter soixante-quinze centimes à chacune.

et deux mille neuf cents vingt une journées à un franc cinquante-cinq centimes l'une dont vingt-huit journées d'officier pour chacune d'elle il faut ajouter soixante-quinze centimes.

Cette augmentation de cinq centimes par journée accordée par décision de son excellence le ministre directeur de l'administration de la guerre du 19 thermidor d^{er}, a compter du jour du remplacement des employés faisant partie du cadre de l'armée des côtes, lequel remplacement a eu lieu le huit dudit mois de thermidor, suivant le procès-verbal ci-joint, dressé le même jour par M^r le maire de Marquise, en l'absence du commissaire des guerres.

2º Soixante-dix-sept sorties après guérison, à trente centimes l'une et à cinq sépultures à deux francs l'une. Le tout montant à la somme de cinq mille neuf cent cinquante-cinq francs soixante-cinq centimes sur laquelle déduisant :

1º Celle de sept cent trente-cinq francs à retenir aux troupes et aux différents services ; 2º celle de cent cinquante-six francs quatre-vingt centimes, montant de deux factures de médicaments expédiées de St-Omer, le 18 prairial et le 13 thermidor dernier ; 3º celle de dix-sept cent quarante un francs treize centimes un tiers pour quinze cent quatre-vingt-douze kilogrammes cinq hectogrammes de viande à 1 fr. 09 1/3 le kilog^{me}, fournie pendant le mois de thermidor par l'entreprise Delannoy.

Toutes ces déductions formant ensemble la somme de deux mille six cent trente-deux francs quatre-vingt-treize centimes un tiers. Il reste à payer par le département de la guerre la somme de trois mille trois cent vingt-deux francs soixante-onze centimes deux tiers qui revient à M. Maes d'après son marché en date du 30 fructidor an XII et de la décision précitée du 19 thermidor dernier.

A Ambleteuse le 27 fructidor an XIIIe.

EMMERY.

HOPITAUX MILITAIRES

Mêmes imprimés que précédemment, mais pour le mois de fructidor an 13

NOMS ET NUMÉROS DES CORPS	NOMBRE ET QUALITÉS des MALADES, BLESSÉS, ETC.	Malades	Blessés	Vénériens	Galeux	d'officiers ou traités comme tels	de soldats ou traités comme tels	Prix de la retenue	Montant par grade	par corps
12e Rgt d'infant. de ligne	1 grenadier		2				2		» 46	
	9 fusiliers	25	2				27		5 40	6 46
	1 tambour de fusiliers	3					3		» 60	
	2 grenadiers	4					4		» 92	
17e id.	1 sergent de fusiliers		10				10		4 10	
	41 fusiliers	166	18				184		36 80	49 11
	1 tambour-major		13				13		6 89	
	1 tambour de fusiliers		2				2		» 40	
	1 grenadier	2					2		» 46	
21e id.	2 lieutenants de fusiliers					2			3 »	
	20 fusiliers	38	6				44		8 80	12 66
	1 tambour de fusiliers		2				2		» 40	
22e id.	2 fusiliers	18					18			3 6
25e id.	13 fusiliers	20					20			4 »
30e id.	1 caporal de grenadiers	3					3		» 99	
	2 grenadiers	5					5		1 15	
	1 caporal de fusiliers	7					7		2 10	
	34 fusiliers	104	1				105		21 »	28 12
	1 caporal tambour	8					8		2 88	
	2 tambours de fusiliers									
33e id.	4 grenadiers		12				12		2 76	
	15 fusiliers	28	26				54		10 80	13 56
43e id.	1 fusilier	1					1		» 20	
48e id.	4 grenadiers	2	6				8		1 84	
	1 sous-lieutenant de fusiliers		2						2 50	
	1 sergent de fusiliers	3					3		1 23	22 37
	32 fusiliers	63	19				82		16 40	
	1 tambour		2				2		» 40	
51e id.	6 grenadiers	11	2				2		8 99	
	1 caporal de fusiliers		2						» 80	24 19
	27 fusiliers	86	2				88		17 60	
	2 tambours de fusiliers		15				15		3 »	
	2 sergents de fusiliers		1				1		» 41	
61e id.	1 caporal de fusiliers									
	32 fusiliers	56	23				79		15 80	16 21
	1 tambour de fusiliers									
100e id.	1 caporal de grenadiers	2					2		» 66	
	1 grenadier	3					3		» 69	
	1 fourrier de fusiliers	2					2		» 82	3 77
	1 caporal de fusiliers	2					2		» 60	
	5 fusiliers	5					5		1 »	
108e id.	4 grenadiers	7	2				9		2 07	
	1 sergent de fusiliers	2					2		» 82	
	3 caporaux de fusiliers	6					6		1 80	20 89
	34 fusiliers	59	20				79		15 80	
	1 tambour de fusiliers	2					2		» 40	
111e id.	1 grenadier									
	1 sergent-major de fusiliers		7				7		3 71	
	1 caporal de fusiliers	2					2		» 60	17 31
	22 fusiliers	60	5				65		13 »	
4e Régt d'infantérie légère	2 carabiniers	3					3		» 69	
	3 voltigeurs		14				17		3 91	8 20
	4 chasseurs	6	12				18		3 60	
12e id.	1 capitaine		2			2			4 »	
	2 chasseurs	3					3		» 60	4 60
	1 voltigeur	2					2		» 46	
13e id.	3 caporaux de chasseurs	2	19				21		6 30	
	17 chasseurs	30	8				38		7 60	14 76
	1 tambour		2				2		» 40	
21e id.	2 carabiniers	13					13		2 99	
	1 sergent de voltigeurs	6					6		2 88	
	6 voltigeurs	32	3				35		8 05	
	1 sergent de chasseurs	5					5		2 05	36 17
	19 chasseurs	75	3				78		15 60	
	2 tambours de chasseurs	2	3				5		1 »	
	1 musicien	10					10		3 60	
26e id.	1 carabinier		12				12		2 76	
	1 caporal de chasseurs	16					16		5 28	8 04
28e id.	1 chasseur		2				2		» 40	
31e id.	1 carabinier		2				2		» 46	

NOMS ET NUMÉROS DES CORPS	NOMBRE ET QUALITÉS des MALADES, BLESSÉS, ETC.	Malades	Blessés	Vénériens	Galeux	d'officiers ou traités comme tels	de soldats ou traités comme tels	Prix de la retenue	par grade	par corps
						Total des journées de			Montant de la retenue à exercer	
Bat. d'élite tiré du 2e Rgt d'inf. légère	3 carabiniers	4	2				6			1 38
id. tiré du 12e id.	2 caporaux	2	1				3		» 99	3 29
	4 grenadiers et carabiniers	4	6				10		2 30	
id.. tiré du 15e id.	1 caporal		5				5		1 65	4 87
	8 grenadiers et carabiniers	8	6				14		3 22	
	2 caporaux	4					4		1 32	4 54
	8 grenadiers et carabiniers	14					14		3 22	
id. tiré du 9e de ligne	4 chasseurs	10					10		2 30	
Bat. grenad. d'av.-garde du 58e de lig.	3 grenadiers	2	4				6		1 38	
	1 lieutenant	2				2			3 »	8 26
6e id. tiré du 3e inf. légère	1 caporal	2					2		» 66	
	7 grenadiers	10	10				20		4 60	
2e Bat.gren.de la rés.tiré du 58e de lig.	1 grenadier	1					1			» 23
4e id.	2 caporaux	4					4		1 32	9 60
	7 grenadiers	34	2				96		8 28	
	1 lieutenant	5				5			7 50	
3e id. tiré du 2e inf. légère	1 caporal de carabiniers									10 08
	4 chasseurs et carabiniers	11					11		2 53	
11e Rgt tiré du 28e id.	1 grenadier		2				2		» 46	
6e Rgt artillerie à pied	1 canonnier de 1re classe	7					7		2 10	3 78
7e id.	1 canonnier de 2e classe	7					7		1 68	6 48
5e id. à cheval	8 canonniers de 2e classe	24	3				27		1 32	
1er Rgt chasseurs à cheval	1 maréchal des logis.	2					2		» 44	
7e Rgt de hussards	1 chasseur	2					2		» 22	
	1 hussard	1					1			
2e Bat.de sapeurs d'av.-garde	1 caporal		2				2		» 92	2 12
2e id.	2 sapeurs	2	2				4		1 20	
5e id.	1 sapeur		2				2			» 60
1er Bat. du train d'artillerie	1 maitre ouvrier	2					2			» 64
1er Bat. principal id.	2 soldats	8					8			2 64
3e Bat. (bis) id.	3 soldats	8					8			2 64
1er Bat. de pontonniers	1 soldat									
	1 pontonnier	2					2			» 64
Ouvriers d'artillerie	2 ouvriers de 2e classe	15					15		5 70	6 34
	1 apprenti	2					2		» 64	
Gendarmerie	1 gendarme	9					9		8 10	
Garde-côtes	1 canonnier	16					16		8 20	
Admin. des vivres (viande)	1 boucher	1					1			9 30
M. le Maréchal Davoust	1 domestique	6					6			
Marine batave	40 marins	326	112				438	pour mémoire		
		1570	445			18	2002			390 88
		2015					2015			
	22 infirmiers et servans en santé nourris						333			
	Total des journées et du montant des retenues						2348			

MOUVEMENT

Restant au dernier du mois de thermidor de l'an 13 de la république française		MALADES OU BLESSÉS entrés pendant le mois de fructidor de l'an 13 de la république française				SORTIS pendant le mois de fructidor de l'an 13				Morts pendant le mois de fructidor an 13		Restant au dernier dudit mois de thermidor de l'an 13 au soir	
		Par billet		Par évacuation		Par billet		Par évacuation					
Officiers ou traités comme tels	Soldats ou traités comme tels	Officiers	Soldats	Officiers	Soldats	Officiers	Soldats	Officiers	Soldats	Officiers ou traités comme tels	Soldats ou traités comme tels	Officiers ou traités comme tels	Soldats ou traités comme tels
	105	5	436		1	1	51	4	482		9		
105		441		1		52		486		9			
			442				538						

Je soussigné, Économe de l'hôpital *militaire de Marquise*, certifie le présent extrait véritable et conforme au registre tenu par ledit Hôpital.

Fait à *Marquise le 4 vendémiaire an 14.*　　　　　CLAIRBOUT.

RÉSULTAT :				
JOURNÉES	d'officiers { de l'armée	13	13 à 2,30	29,90
	{ de marine	1564	2002 à 1,55	3103,10
	de militaires	438		
	de marins	333	333 à 1,55	516,15
	de sous-employés en santé			
	Total et montant des journées	2348		3649,15
Sorties après guérison.	de militaires.	29	52 à 0,30	15,00
	de marins.	23		
Sépultures.	de militaires.	8	9 à 2 »	18 »
	de marins.	1		
	Total pour journées, sorties et sépultures.		390,88	3682,75

A DÉDUIRE : 1° Le montant des feuilles de retenue. . . . . 390,88　　1651,23 3/4
　　　2° Pour médicaments reçus du magasin de St-Omer suivant facture du 4 fructidor. 224,15
　　　3° Pour 947 kilog. 75 de viande à 1 fr. 09 1/3 le kilog. livrée pendant le mois par le sieur Delannoy. 1046,20 3/4
　　　　　　　Reste net à payer par le département de la guerre. 2031,51 1/4

Vu, vérifié et arrêté par nous commissaire des guerres, chargé de la police de l'hôpital militaire de Marquise, le présent état de journées pour le mois de fructidor an XIII.

1° A la quantité de deux mille trois cent quarante-huit journées de militaires malades et d'infirmiers et servans nourris en santé, dont treize journées d'officiers à deux francs trente centimes l'une et deux mille trois cent trente cinq journées à un franc cinquante cinq centimes l'une ;

2° A cinquante deux sorties après guérison à trente centimes l'une ;

3° Et à neuf sépultures à deux francs l'une. Le tout montant ensemble à la somme de trois mille six cent quatre vingt deux francs soixante quinze centimes.

Sur laquelle déduisant : 1° celle de trois cent quatre vingt dix francs quatre vingt huit centimes à retenir aux troupes et aux differents services ;

2° Celle de deux cent vingt quatre francs quinze centimes montant d'une facture de médicaments expediés du magasin de Saint-Omer le quatre dudit mois de fructidor ;

3° Et celle de mille trente six francs vingt centimes trois quart pour neuf cent quarante sept kilogrammes soixante quinze décagrammes de viande à un franc neuf centimes un tiers le kilogramme fournis pendant le même mois de fructidor par l'entreprise Delannoy.

Toutes ces déductions formant ensemble la somme de seize cent cinquante un francs vingt trois centimes trois quarts, il reste à payer par le département de la guerre la somme de deux mille trente un franc cinquante un centimes un quart qui revient à monsieur Maes d'après son marché en dâte du trente fructidor an XII et la décision de son excellence le ministre directeur de l'administration de la guerre en dâte du dix neuf thermidor an XIII.

A Ambleteuse, le 5 vendémiaire an XIVe.

EMMERY.

———

HOPITAL MILITAIRE DE MARQUISE

ETAT DE MOUVEMENT DE L'HOPITAL DE MARQUISE DU 18 FRUCTIDOR DE L'AN 13

	Quantités		Livres
Officiers ou traités comme tels.		Pesée de la viande pour la distribution du matin. .	
Soldats et autres malades		Pesée de la viande pour celle du soir.	
Infirmiers et autres en santé nourris en nature. . .		Total de la viande mise à la marmite ledit jour.	
Total des consommateurs.		Nombre de malades aux bouillons maigres et au lait.	

NOMS DES CORPS	QUANTITÉS DE MALADES						NATURE DES MALADIES			
	Restant le matin	Entrés pendant le jour	Sortis pendant le jour	Évacués pendant le jour	Morts pendant le jour	Restant le soir	Fiévreux	Blessés	Vénériens	Galeux
De différentes armes.	27	7	1			33	21	11		
	27	7	1			33	21	11		
		34			34			32		

Certifié par le soussigné économe dudit hôpital.

CLAIRBOUT.

Même imprimé pour le 22 fructidor an 13 :
De différentes armes | Restant, 40 | entrés, 6 | sortis, 6 | restant, 40. | dont 27 fiévreux, 13 blessés.

Même imprimé pour le 25 fructidor an 13 :
Restant, 35. | sortis, 2 | évacués, 28. | restant le soir, 3 fiévreux.

DIVISION MILITAIRE
Mois de fructidor an 13 (1re quinzaine)

Cet état doit être rempli avec exactitude et adressé tous les 15 jours sans lettre d'envoi à son excellence le Ministre-Directeur de l'administration de la guerre.

HOPITAL MILITAIRE DE MARQUISE

Mouvement des militaires malades, restant, entrés, sortis et morts à l'hôpital de Marquise pendant les 2e quinzaines du mois de fructidor et récapitulation par genre de maladies des journées.

Jours du mois	QUANTITÉS DE MALADES							NATURE DES MALADIES				TOTAL	OBSERVATIONS
	Restant la veille au soir	Entrés pendant la quinzaine par billet	évacuat.	Sortis pendant la quinzaine par billet	évacuat.	Morts pendant la quinz.	Restant le soir	Fiévreux	Blessés	Vénériens	Galeux		
1	105	49		5	27		122	98	24			122	
2	122	39			14		147	119	28			147	
3	147	32		1	44		134	105	29			134	
4	134	15		1	34		114	87	27			114	
5	114	42		1	30		125	95	30			125	
6	125	35		3	17	2	138	107	31			138	
7	138	49		7	37		143	110	33			143	première quinzaine
8	143	37		3	34		143	112	31			143	
9	143	17			48	1	111	81	30			111	
10	111	40			33	1	117	87	29			117	
11	117	42		2	20	1	136	106	30			136	
12	136	13		3	41	1	104	74	30			104	
13	104	3		5	42		60	45	15			60	
14	60	4			21		43	33	10			43	
15	43					1	42	32	10			42	
16	42	2		4			40	29	11			40	
17	40	2		3	12		27	19	8			27	
18	27	7		1			33	22	11			33	
19	33	1				1	33	21	12			33	
20	33	4					37	24	13			37	
21	37	3					40	27	13			40	
22	40	6		6			40	27	13			40	deuxième quinzaine
23	40			1	1		38	27	11			38	
24	38			4		1	33	25	8			33	
25	33			2	28		3	3				3	
26	3						3	3				3	
27	3						3	3				3	
28	3						3	3				3	
29	3				3		3	3				3	
30	3						3	3				3	
	2120	442		52	486	0	2015	1527	488			2015	
	2562				2562				2015				

Certifié véritable par nous, économe dudit hôpital, soussigné à Marquise.
Le 16 fructidor an 13.

CLAIRBOUT.

HOSPICE MILITAIRE DE MARQUISE

MOUVEMENT JOURNALIER des militaires malades, entrés, restants, sortis et morts à l'hospice de Marquise pendant le mois de *thermidor* de l'an treize et la récapitulation par genre des maladies des journées.

SAVOIR :

JOURS du mois	Restant la veille de chaque jour au soir		ENTRÉES Par billet		Par évacuation	SORTIS Par billet		Par évacuation		MORTS	Restant chaque jour au soir		RÉCAPITULATION par genre de maladies des journées de					OBSERVATIONS
	Officiers	Soldats	Officiers	Soldats		Officiers	Soldats	Officiers	Soldats	Soldats	Officiers	Soldats	Fiévreux	Blessés	Vénériens	Galeux	TOTAL	
1		88		13			5						126	101	22			126	
2		126		17			7		23		1		112	94	18			112	
3		112		32			1		37				106	88	18			106	
4		106		15			1						120	99	21			120	Du 1er au 7 thermidor inclus
5		120		30			3		38				109	84	25			109	817 journées
6		109		27			1						135	110	25			135	
7	2	135	2	18			2		44			2	107	88	21			109	
8	2	107		24			7		26		2	2	96	78	20			98	
9	2	96	2	22			3		25			4	90	76	18			94	
10	4	90	2	12								6	102	86	22			108	
11	6	102		20			3	1	25			5	94	78	21			99	
12	5	94		19		1	3					4	110	92	22			114	
13	4	110		21			2	3	29			1	100	79	22			101	
14	1	100		12					1			1	111	89	23			112	
15	1	111		22			3		85			1	95	75	21			96	
16	1	95		13		1	5						103	78	25			103	Du 8 au 30, 2554 journées.
17		103		17			2		27				91	68	23			91	Total égal 3371
18		91		31			2						120	92	28			120	
19		120		32			1		14				137	100	37			137	
20		137		24					34		2		125	92	33			125	
21		125		14			5		27				107	79	28			107	
22		107		25			2		25				105	77	28			105	
23		105		22			4						123	90	33			123	
24		123		17			2		33				105	86	19			105	
25		105		19			1		14				109	85	24			109	
26		103	1	28			1		27		1		109	87	23			110	
27	1	109		28			3		1			1	133	110	24			134	
28	1	133		23					30			1	126	105	22			127	
29	1	126		36			3		29			1	130	105	26			131	
30	1	130		9			1		32			1	105	84	21			105	
	30	3324	7	672		3	74	4	576		5	30	3341	2658	713			3371	
		3354		679			77		580				3371						
				679					657										

Le présent état de mouvement certifié véritable par les soussignés économe de l'hospice de Marquise.

Fait à Marquise le 1er fructidor an 13.

Vu par nous, Commissaire des guerres :
EMMERY.

LAMARQUE,
Commis aux entrées.

CLAIRBOUT.

Pour le mois de fructidor même imprimé.
Pour le détail voir les deux bulletins de quinzaine donnant comme résultat total pour le mois :

Restant la veille de chaque jour.	13 officiers et 2118 soldats	
Entrés par billet.	5 officiers 436 soldats	total 442
par évacuation.	1 soldat	
Sortis par billet.	1 officier 51 soldats	total 538
par évacuation.	4 officiers 482 soldats	
Morts.	9 soldats	
Restant chaque jour au soir	13 officiers 2002 soldats	total 2015

Dont fiévreux 1570
blessés 445

An XII	1804		Né à	
26 messidor	15 juillet	Renaud	Lenguelot (Seine-Inférieure)	soldat au 22e régiment d'infanterie
id.	id.	Baisse	Vieille rive (Seine-Inférieure)	id. id. id.
20 thermidor	8 août	Savoie	Serrières (Ardèche)	id. 3e id.
26 thermidor	14 août	Lemaire Jean	Quehen (Pas-de-Calais)	id. 22e id.
id.	id.	Lemaire Joseph	id.	id. id. id.
11 fructidor	29 août	Samelot	Lafferage (Seine-Inférieure)	id. id. id.
17 fructidor	4 septembre	Lachèvre	demeurant à l'hôpital de Marquise, né à Crose (Seine-Inf.)	id. 2e id.
24 fructidor	11 septembre	Artaud	Corvelard (Mont blanc)	id. 22e id.
5e complémentaire	22 septembre	Merendon	Chambéry (Mont blanc)	id. 86e id.
An XIII				
13 vendémiaire	5 octobre	Gentil	— (Mont blanc)	id. 26e id.
17 vendémiaire	9 octobre	Denis ?	Forges (Seine-et-Oise)	id. 57e id.
19 vendémiaire	11 octobre	Meurand	Avesnes (Nord)	id. 19e id.
27 brumaire	18 novembre	Dufour	Valleville (Seine-Inférieure)	id. 72e id.
6 frimaire	27 novembre	Bourré		id. 3e id.
17 frimaire	8 décembre	Lhomague		musicien de la petite musique du 75e rég.
20 frimaire	11 décembre	Savignon		soldat au 8e régiment d'infanterie
id.	id.	Clapier	— (Mont blanc)	id. 26e id.
30 frimaire	21 décembre	Duguet	Labaroche (Eure-et-Loire)	id. 22e id.
8 nivose	29 décembre	Caumont	Lanelot (Seine-Inférieure)	id. id. id.
	1805			
12 nivose	2 janvier	Chapelet	Merlan (Mont blanc)	id. id. id.
22 nivose	12 janvier	Crampon	Merlinpont (Pas-de-Calais)	id. id. id.
id.	id.	Cesset	Loveine (Mont blanc)	id. id. id.
25 nivose	15 janvier	Tranquille	? (Seine-et-Oise)	id. 72e id.
26 nivose	16 janvier	Charles ...	Tournehem (Pas-de-Calais)	infirmier à l'hôpital de Marquise
28 nivose	16 janvier	Burel	Farlot (Seine-Inférieure)	soldat au 22e régiment d'infanterie
30 nivose	20 janvier	Bourgois	— (Seine-Inférieure)	id. 75e id.
id.	id.	Duval	— (Seine-Inférieure)	id. id. id.
3 pluviose	23 janvier	Morel Barbe Marie femme Dulloue	— (Ardennes)	blanchisseuse au 26e régiment
11 pluviose	30 janvier	Roubillard		soldat au 3e régiment d'infanterie
19 pluviose	8 février	Faublau	Poix (Basses-Pyrénées)	sergent au 26e régiment d'infanterie
22 pluviose	11 février	Fouré	— (Manche)	soldat au 75e régiment d'infanterie
30 pluviose	19 février	Telvel	Elouville (Seine-Inférieure)	id. id. id.
15 ventose	6 mars	Franchi	— (Nord)	chasseur au régiment des chasseurs corses
id.	id.	Heuran		soldat au 3e régiment d'infanterie
id.	id.	Bourgeois	Huisseau (Loiret)	id. 4e id.
16 ventose	7 mars	Ferrel	Dompierre (Seine-Inférieure)	id. 30e id.
23 ventose	11 mars	Hezard	— (Mont blanc)	id. 22e id.
29 ventose	20 mars	Dirgot	Belcombe (Mont blanc)	id. 26e id.
1er germinal	22 mars	Bouvier	Chambery (Mont blanc)	id. id. id.
13 germinal	3 avril	Dijoux	Momerand (Seine-et-Oise)	id. 30e id.
20 germinal	10 avril	Fremond	Yvetot (Seine-Inférieure)	vaguemestre au 30e régiment
11 floréal	1er mai	Grobelm		soldat au 13e régiment d'infanterie
17 floréal	7 mai	Beaufond	— (Mont blanc)	id. 26e id.
2 prairial	22 mai	Fourmilier		id. 30e id.
13 prairial	2 juin	Fortunet	— (Hautes-Pyrénées)	id. 88e id.
15 prairial	4 juin	?		id. 61e id.
id.	id.	?		id. 17e id.
7 messidor	26 juin	Auvrey	— (Mayenne)	id. 50e id.
19 messidor	8 juillet	Renaud	— (Loire)	id. 61e id.
25 messidor	14 juillet	?	— (Doubs)	id. 13e id.
27 messidor	16 juillet	Marin	— (Charente-Inférieure)	sergent au 50e régiment d'infanterie
8 thermidor	27 juillet	?	— (Meurthe)	matelot de la flottille batave
id.	id.	Vanhuus	— (Danemark)	id.
20 thermidor	8 août	Bouvet	Flessingue (Hollande)	
id.	id.			

En fructidor il y eut neuf décès dont copie page 36. Jusqu'au 20 thermidor les décès furent déclarés par l'économe de l'hôpital M. Claysien, à partir du 20 thermidor l'économe s'appelle M. Clairbout.

HOPITAUX MILITAIRES

État nominatif des militaires et autres malades attachés aux différents services de l'armée, décédés à l'hôpital militaire de Marquise pendant le mois de fructidor an treize.

SAVOIR :

NOMS ET NUMÉROS			NOMS ET PRÉNOMS des décédés	Grades	Lieux de naissance	Département	Genre de maladie	JOUR	
Régiment	Bataillon	Compagnie						de l'entrée	du décès
21e léger	2e	8e	Jean-Pierre Terrasse	chasseur	Laussone	Haute-Loire	fiévreux	1 fructidor	6 fructidor
21e id.	1er	8e	Jean Chavagnac	tambour	Poitiers	Vienne	blessé	3 fructidor	6 fructidor
17e ligne	1er	1re	Nicolas Olivier	fusilier	Neuvilla	Ardennes	fiévreux	5 fructidor	9 fructidor
30e id.	1er	8e	Jean-François Leroux	fusilier	Chaumont	Lyonne (sic)	fiévreux	22 thermidor	10 fructidor
13e léger	2e	4e	Jean-Charles Mella	chasseur	Montgrand	Sezia	fiévreux	7 fructidor	11 fructidor
marine batave			Doris Harders	matelot	Rotterdam	Hollande	fiévreux	13 thermidor	12 fructidor
17e ligne	1er	5e	François-Pierre Houlin	fusilier	Courvillier	Mayenne	fiévreux	26 thermidor	15 fructidor
17e id.	1er	7e	Louis Denos	fusilier	Monchamps	Mayenne	fiévreux	6 fructidor	19 fructidor
21e léger	2e	voltigeurs	Bernard Vernier	sergent	Paris	Seine	fiévreux	18 fructidor	24 fructidor

Je soussigné, économe de l'hôpital militaire de Marquise, certifie le présent état véritable et conforme au registre des décès tenu audit hôpital.

Marquise, le 1er jour complémentaire an XIIIe.　　　　　　　　　CLAIRBOUT.

Nous, maire de la commune de Marquise, certifions la signature ci-dessus sincère et véritable et l'état qui précède conforme au registre de la ditte commune.

Fait à Marquise, le 1er jour complémentaire an XIIIe.　　　　　　　HALGOUT.

Cachet de la commune de Marquise.

EXTRAIT MORTUAIRE

Commune de *Marquise* (a)
Hôpital de MARQUISE
MILITAIRE AMBULANT

Du registre des décès dudit Hopital a été extrait ce qui suit : le sieur *Jean Pierre Terrasse, chasseur* (b) *au vingt unième régiment d'infanterie légère deuxième bataillon huitième compagnie* natif *de Laussonne* canton *de Moustier* département de *la haute Loire* est entré audit Hopital le *premier* du mois de *fructidor* l'an *treize* et y est décédé le *six* du mois de *fructidor* l'an *treize* par suite de *fièvre putride* (c).

Je soussigné économe dudit hopital certifie le présent extrait véritable et conforme au registre des décès dudit hopital fait à *Marquise* le 6 du mois *de fructidor* an *treize*.

CLAIRBOUT.

Nous commissaire des guerres chargé de la police de l'hôpital de *Marquise* certifions que la signature ci-dessus est celle de M. *Clairbout* économe et que foi doit y être ajoutée.

Fait à *Marquise* le 6 du mois de *fructidor* an *13*.

N. B. On recommande la plus grande exactitude dans les actes de décès. Les prénoms et noms des décédés doivent être recueillis avec attention, ainsi que les lieux de naissance, cantons et départements, les noms et numéros des corps et compagnies; et le tout doit être écrit très lisiblement et dans l'ordre indiqué à la marge.

a) Désigner le nom de la commune où est situé l'hôpital ; désigner aussi si l'hôpital est civil ou militaire, sédentaire ou ambulant.
b) Désigner les prénoms et nom du décédé, le corps et la compagnie dans lesquels il servait ; s'il était enrôlé volontaire ou conscrit embrigadé et de quelle classe ; dans ce cas, désigner aussi la commune, le canton et le département où il a été enrôlé ; s'il était remplaçant, on le désignerait, ainsi que les prénoms, nom, commune, canton, département et classe de celui qu'il remplaçait.
c) Expliquer le genre de maladie ou de blessure dont il est mort.

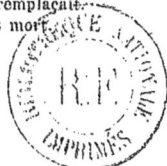

Boulogne-sur-Mer. — Imp. G. HAMAIN, 83, rue Faidherbe

www.ingramcontent.com/pod-product-compliance
Lightning Source LLC
Chambersburg PA
CBHW031416220326
41520CB00057B/4519